Blähbauch loswerden

Wie Sie die Ursachen des häufigen Völlegefühls aufdecken, diese Schritt für Schritt beseitigen und langfristig beschwerdefrei bleiben

inkl. der besten FODMAP Rezepte gegen Blähungen und Reizdarm

Maria Lauterbach

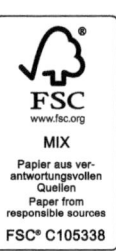

INHALT

Das erwartet Sie in diesem Buch

Es zwickt hier, es zwickt da, die Lieblingshose spannt und der Bauch wölbt sich unschön – Völlegefühl sowie ein aufgeblähter Darm zählen wohl zu den bekanntesten Problemen. Hinzu kommt dann noch, dass das ständige Bauchgrummeln nicht das Schlimmste ist, denn nach wie vor gehört ein Blähbauch auch heute noch zu den Tabu-Themen.

So ist der Bauch am Morgen meist noch schön flach, wird aber im Laufe des Tages stetig größer, bis am Abend kaum mehr eine Hose passt. Zu diesem Übel kommen dann noch oftmals Unwohlsein, peinliche Verdauungsgeräusche oder sogar Magenschmerzen hinzu. Aber ganz egal, ob der Reizdarm, diverse Unverträglichkeiten oder auch Allergien für dieses Problem verantwortlich ist, ich sage Ihnen, wie Sie Ihren Blähbauch loswerden können. Schließlich sorgt das Ablassen von Luft nach oben oder unten nur kurzfristig für Erleichterung und löst leider nicht das tatsächliche Problem.

Dieser Ratgeber spricht die Symptome offen aus, erklärt Ihnen leicht verständlich mögliche Ursachen und stellt ebenso einfache wie alltagstaugliche Maßnahmen und Rezepte vor, die dem Blähbauch den Kampf ansagen. Hier können Sie also schmackhafte, Darm entlastende und leicht nachzukochende Menüs entdecken, die Sie ohne Bedenken in vollen Zügen genießen dürfen, ohne sich Gedanken um einen Blähbauch machen zu müssen. In Zukunft dürfen auch Sie sich wieder ausschließlich über ein gutes Bauchgefühl freuen.

Darmgase sind völlig natürlich

Es fühlt sich an, als ob man schwanger wäre – So ähnlich werden wahrscheinlich auch Sie Ihren Blähbauch beschreiben. Hinzu kommen dann vermutlich noch ein unwohles Gefühl in der Magengegend, laute Verdauungsgeräusche, Bauchweh sowie ein veränderter Stuhlgang. Zu allem Übel fühlen Sie sich unter Umständen auch noch völlig allein gelassen mit diesem Problem und nicht richtig ernst genommen: Das hat jetzt ein Ende, denn ich zeige Ihnen das Licht am Ende des Tunnels.

Zuallererst einmal die gute Nachricht vorweg: Bei der Bildung von Gasen im Verdauungstrakt handelt es sich um einen ganz natürlichen Vorgang. Jeder Mensch kennt sie. So handelt es sich bei dem Gas-Gemisch um Stickstoff, Kohlendioxid, Sauerstoff sowie Fäulnisgase wie Schwefelwasserstoff und Methan. Die beiden Letztgenannten sind zudem auch zuständig für den schlechten Geruch. So mancher Pups riecht bekanntlich nach faulen Eiern oder nach noch Schlimmerem.

Im Schnitt finden sich in einem jeden Magen-Darm-Trakt zwischen 50 und 200 ml Gas. Täglich scheidet der Mensch über den Enddarm sogar circa 600 ml aus. Wobei dies, bedingt durch die Nahrungsaufnahme, stark variiert. Bis zu zwei Liter sind da nicht selten drin. Was wiederum bedeutet, dass wir ebenfalls bis zu zwei Liter Luft am Tag entweichen lassen. Etwa 14-Mal am Tag kann uns also ein Pups – mal leise, mal laut – entweichen. Der Klang wird hingegen durch das Tempo des Auspressens sowie dem Druck des Schließmuskels bestimmt. Vom hohen Piepser bis hin zum tiefen Grollen ist alles machbar. Einige wird dies entsetzen, andere eher amüsieren.

Heutzutage hat der moderne Mensch diese Gasausscheidungen tabuisiert. Somit ist es recht schwer, diese Gasansammlungen gesellschaftsfähig loszuwerden. Pupsen gehört sich schließlich nicht!

Andererseits muss die Luft aber raus.

Größtenteils kommen die Darmgase auf ganz natürlichem Wege durch das Luft-Verschlucken über den Mund in den Bauch. Zu schnelles Trinken ist hier meist verantwortlich. Das passiert unbewusst. Atemprobleme sowie eine verstopfte Nase führen außerdem häufig zu einer unkontrollierten Luftaufnahme. Gleiches gilt für Kaugummi kauen oder das Trinken von kohlensäurehaltigen Getränken. So entstehen Darmgase zum einen aus verschluckter Luft, zum anderen entstehen diese aber auch beim Abbau von Nahrungsbestandteilen durch Bakterien im Darm. Der Begriff Gärung beschreibt hier einen Vorgang, bei dem Mikroorganismen organische Substanzen unter Ausschluss von Sauerstoff abbauen. Dies dient der Energiegewinnung.

Ob wir es nun gut finden oder nicht – Viren, Pilze und Bakterien leben nun einmal auf und in uns. Alle zusammen nennt man auch Mikrobiom. Laut der Schätzungen von Experten leben allein in unserem Darm rund 1.000 verschiedene Arten von Bakterien.

Ein Großteil dieser Bakterien findet sich zudem in unserem Dickdarm. Im Dünndarm nimmt ihre Zahl zum Magen hin dann immer weiter ab. Durch verschiedene Faktoren verändert sich außerdem die Zusammensetzung der Darmbakterien. Sowohl die

Ernährungsweise als auch die Einnahme von Arzneien sind hier vorrangig zu nennen. Verschiedene andere Einflüsse wie Lebensalter, Sport, Rauchen, durchgemachte Infektionen und Ähnliches spielen hier ebenfalls eine Rolle.

Kommt es zu einer Verschiebung bestimmter Gruppenkeime, kann dies Blähungen sowie Reizdarm erzeugen oder aber ebenso zu psychischen Störungen sowie Gelenkproblemen führen. Hinzu kommt, dass auch bakterielle Abbauprodukte die Empfindlichkeit des Magen-Darm-Trakts negativ beeinflussen und somit für Probleme sorgen können.

Was löst einen Blähbauch aus?

Einen Blähbauch bezeichnen Mediziner auch als Meteorismus. Dieser entsteht, wenn sich im Verdauungstrakt zu viel Luft ansammelt. Unangenehme Symptome wie Darmgeräusche, Völlegefühl, starke Blähungen sowie Druck und Schmerzen in der Magengegend sind dann nicht selten. Das Ganze führt dann zu einem aufgeblähten Bauch. Zumal viele Betroffene jetzt häufig mit vermehrtem Aufstoßen zu kämpfen haben.

Die genannten Symptome sind außerdem nicht nur mit Schmerzen verbunden, sondern auch äußerst unangenehm. Gerade während der Arbeit oder auch beim ersten Date können Darmgeräusche, Blähungen sowie Aufstoßen schließlich für peinliche Situationen sorgen. Hinzu kommt, dass ein Blähbauch den Betroffenen oftmals die Freude am Essen nimmt, denn es scheint so, als ob jede Nahrungsaufnahme zu Beschwerden im Magenbereich sorgt.

Zu den häufigsten Gründen eines Blähbauchs nach dem Essen zählen daher auch verschiedene Nahrungsmittelunverträglichkeiten. Sowohl eine Laktose- sowie Fruktose-Intoleranz als auch eine Zöliakie können zu einem Blähbauch und zu Magen-Darm Problemen führen.

Zumal ein aufgeblähter Bauch ebenso mit einer gestörten Darmflora in Zusammenhang stehen kann. Bis zu 1,5 Kilogramm können Mikroorganismen vom Körpergewicht ausmachen. Wie bereits erwähnt, findet sich ein großer Teil dieses Mikrobioms im Darm und ist dort für die Verarbeitung von Nährstoffen sowie für die Abwehr von schädlichen Substanzen verantwortlich. Kommt es über eine lange Zeit zu einer schlechten wie ungeeigneten Ernährungsweise, gerät dieses Mikrobiom ins Ungleichgewicht. Infolgedessen kann es beispielsweise zum Leaky-Gut-Syndrom kommen. Dieses Krankheitsbild äußert sich durch Symptome wie Völlegefühl, Durchfall, Magenschmerzen und einen Blähbauch.

Ebenso kann aber ein Reizdarm zu einem aufge-blähten Bauch führen. Meist wird die Diagnose Reizdarmsyndrom gestellt, wenn Probleme wie Durchfall, Blähungen sowie Schmerzen im Verdau-ungssystem vorliegen und andere Krankheiten im Magen-Darmbereich ausgeschlossen werden kön-nen. Auch die Ursachen für ein Reizdarmsyndrom können recht unterschiedlich sein und sind bislang noch nicht eindeutig geklärt.

Ein weiterer, oftmals unterschätzter Faktor bei einem Blähbauch ist außerdem Stress. Vor einem wichtigen Meeting oder einer entscheidenden Prä-sentation hat es mit Sicherheit auch Ihnen schon ein-mal den Appetit verschlagen.

In der Regel sollte allerdings jedem klar sein, dass der Blähbauch situationsbedingt ist und daher höchstwahrscheinlich von allein wieder verschwin-den wird, sobald sich die ganze Lage wieder etwas beruhigt hat. Kommt es hingegen fast täglich zu ähn-lichen Stresssituationen können die Magen-Darm-Probleme aber auch zur Tagesordnung werden. Ge-rade, wenn Betroffene dann anfangen, die Be-schwerden bewusst wahrzunehmen und sich dar-über auch noch den Kopf zerbrechen, kann ein Teu-felskreis seinen Anfang nehmen.

Hinzu kommt, dass Stress auch zu emotionalem

Essen führen kann. Nicht selten wird dann zu eher ungeeigneten Nahrungsmitteln gegriffen. Wer jetzt noch zu hastig die Leckereien in sich hineinschiebt, fördert einen Blähbauch zusätzlich, denn beim Trinken und Kauen schlucken wir ohnehin schon ausreichend Luft, welche dann zu einem aufgeblähten Bauch führt.

IST ÜBERGEWICHT EIN GRUND FÜR DEN BLÄHBAUCH?

Der Blähbauch entsteht prinzipiell, wenn im Darm vermehrt Gase gebildet werden und diese nicht weitertransportiert werden können, da die Darmbewegungen herabgesetzt sind. Ursachen dafür gibt es einige, oftmals sind die Beschwerden aber durch das Zusammenwirken mehrerer Faktoren bedingt. Viele Betroffene fragen sich zudem, ob der dicke Bauch vielleicht mit einer Gewichtszunahme in Zusammenhang steht.

Eigentlich ist dem nicht so, denn Fettpolster sind schließlich nicht am Morgen verschwunden und werden am Abend plötzlich wieder sichtbar. Dennoch scheint es aber trotzdem einen Zusammenhang zu geben, denn beleibte Menschen haben häufiger mit einem Blähbauch zu kämpfen. So ist es wissenschaftlich belegt, dass eine Gewichtszunahme das Risiko für einen Blähbauch erhöht. Als mögliche Erklärung wird hier angeführt, dass das im Bauch gespeicherte, zusätzliche Fett den Platz einnimmt, den Dick- sowie Dünndarm nach dem Essen genutzt haben, um sich auszudehnen oder um Blähungen abzufangen.

Hier handelt es sich allerdings nur um eine Theorie, denn viele andere Faktoren können in diesem Fall ebenfalls eine bedeutende Rolle spielen.

Des Weiteren erlebt eine extrem alte Theorie gerade wieder ein Revival. Bereits im Jahr 1949 wurde eine wissenschaftliche Untersuchung veröffentlicht. In dieser stand, dass eine Entspannung der Muskeln der vorderen Bauchdecke für eine Art Lähmung sorgen können, welche dann Blähungen auslöst. Teilweise hat sich diese Theorie inzwischen als richtig erwiesen.

So konnte bei einer Studie ein Drittel sämtlicher Probanden mit einem ausladenden Bauch sowie Blähungen nicht einen einzigen Sit-up ausführen. Demnach wird bei funktionellen Blähungen die Zunahme des Bauchs nicht durch die vermehrte Luft verursacht, sondern durch eine muskuläre Fehlregulation. Durch einen bisher unbekannten Auslöser kommt es hier zu einem Zusammenziehen des Zwerchfells und gleichzeitig zum Erschlaffen der unteren Bauchwandmuskeln. Der Bauchinhalt verlagert sich dadurch nach vorne sowie nach unten, ohne an Volumen zu gewinnen.

Somit handelt es sich hier um eine unbewusst falsch ausgeführte Muskelaktivität. Einfacher gesagt, das Zwerchfell zieht sich zusammen, wenn es sich eigentlich entspannen soll, und der gerade Bauchmuskel lockert sich, wenn er angespannt sein sollte. In diesem Fall besteht die Möglichkeit, mittels einer sogenannten Biofeedback-Therapie die falschen Muskelreaktionen von Bauchwand und Zwerchfell zu korrigieren.

Durch eine Reihe von koordinierten Atemübungen wird hier die Entspannung des Zwerchfells in die Wege geleitet. Ein Bauchmuskeltraining allein hingegen bringt leider keinen Erfolg. Was sich für Sie vielleicht wie Hokuspokus anhört, funktioniert tatsächlich, denn bereits in zwei Studien konnte festgestellt werden, dass mithilfe dieser speziellen Atemübungen sowohl der Umfang des Bauchs als auch die Blähungsprobleme deutlich weniger wurden. So ging die Bauchumfangreduzierung einher mit der gezielten Entspannung des Zwerchfells und der parallelen Aktivierung der Bauchwandmuskeln. Führten die Patienten zudem ihre Übungen weiter durch, hielt dieser Effekt über einen Beobachtungszeitraum von einem halben Jahr an.

HORMONE UND BLÄHBAUCH

Ebenso können Hormone an der Entstehung eines Reizdarms sowie an Blähungen schuld sein. So kann eine Schilddrüsenunterfunktion für Verstopfungen sorgen, während eine Überfunktion der Schilddrüse nicht selten Durchfall auslöst.

Außerdem gehen Experten davon aus, dass ein Ungleichgewicht der Schilddrüsenhormone den Darm beeinflusst, sodass es dadurch eventuell öfter zu einer bakteriellen Überwucherung des Dünndarms kommt. Das hingegen würde wiederum den aufgeblähten Bauch erklären, wobei der Zusammenhang nicht leicht zu diagnostizieren ist. Bei einer bekannten Schilddrüsenerkrankung sollte man aber zumindest an diese Möglichkeit denken.

Des Weiteren haben viele Frauen kurz vor ihrer Menstruation unter bekannten Beschwerden wie einem aufgeblähten Bauch zu leiden. Warum es gerade in dieser Zeit zu einem Blähbauch kommt, ist allerdings nicht eindeutig geklärt. Vermutlich hängt dies mit den hormonellen Schwankungen zusammen. Veränderungen in der Darmempfindlichkeit sind hingegen über den kompletten Zyklus der Frau fest-zustellen und kurz vor der Periode stets am höchs-ten. Hinzu kommt, dass auch die Einnahme der Anti-Babypille ähnliche Probleme auslösen kann. Stich-haltige Beweise dafür finden sich allerdings bislang noch nicht.

Sowohl die Leber als auch die Bauchspeichel-drüse gehören zu den größten Drüsen im menschli-chen Körper. Da es sich hier um die Hersteller von Gallensäuren sowie Verdauungsenzymen handelt, spielen auch diese bei einem Blähbauch eine Rolle.

So bilden Drüsen im Magen, Mund, Dünndarm sowie Bauchspeicheldrüse die Verdauungsenzyme, die die Nährstoffe spalten, sodass diese besser resor-biert werden können. Kommt es zu einem Mangel dieser Enzyme, gelangt mehr unverdautes Essen in den Dickdarm und es kommt zu den bekannten Fol-gen. Ein heller, häufig schwimmender Stuhlgang mit unverdauten Anteilen ist hier meist ein erster sicht-barer Hinweis. Treten diese Probleme zudem oft-mals nach einer fettreichen Nahrungsaufnahme auf, gilt es, die Bauchspeicheldrüse untersuchen zu las-sen.

Von der Leber wird hingegen die Gallensäure gebildet, um die Aufnahme von Fetten im Dünndarm zu gewährleisten. Nachdem diese ihre Aufgabe erfolgreich erledigt haben, werden diese dann unverzüglich wieder recycelt. Fehlt die Resorption oder aber es kommt zu einer Überproduktion, reichern sich die Gallensäuren dann aber im Darminhalt an und ziehen damit vermehrt Wasser in diesen. Dies hat zur Folge, dass es zu Durchfall, Blähungen sowie heftigem Stuhlgang kommt.

REIZDARMSYNDROM UND BLÄHBAUCH

Es gibt zahlreiche verschiedene Ursachen für einen Blähbauch. Bei einem Großteil der Betroffenen findet sich allerdings dennoch kein konkreter Grund. Diese Patienten leiden meist unter dem Reizdarmsyndrom, wobei der Begriff eigentlich eher unzutreffend für diese Erkrankung ist, denn für die Beschwerden wie Stuhlunregelmäßigkeiten, Völlegefühl, Bauchschmerzen sowie Blähungen gibt es eigentlich keine klare Ursache.

Die am häufigsten beobachteten Symptome sind hier außerdem ein Blähbauch sowie Blähungen. Dabei ist der Darm aber gar nicht gereizt, eher das Gegenteil ist der Fall, denn sämtliche Untersuchungen, die jetzt meist getätigt werden, sind unauffällig. So liefert die Diagnose Reizdarm den Betroffenen keine

Erklärung für das Problem und demnach auch keine Lösungsvorschläge.

Während das weibliche Geschlecht zudem häufig von diffusen Bauchschmerzen, Blähungen sowie Verstopfungen berichten, leiden Herren meist hauptsächlich an Durchfall. Die Probleme können zudem kommen und gehen. Psychischer Stress sowie Anspannung führen oftmals dazu, dass die Beschwerden stärker und häufiger auftreten. Des Nachts hingegen kommen diese dann oftmals gänzlich zum Erliegen. Typisch ist hier außerdem ein starker Stuhlgang während oder kurz nach den Mahlzeiten.

Zumal es dann sofort eine Toilette aufzusuchen gilt, denn die Vorwarnzeit ist verkürzt. Mediziner gehen davon aus, dass hierfür eine Steigerung des gastrokolischen Reflexes verantwortlich ist. Gehäuft tritt dieses Problem dann meist morgens auf und kann das soziale Leben stören. Nach dem Toilettengang bessern sich dann aber die Beschwerden meist merklich, wobei es aber ebenso Betroffene gibt, die ständig das Gefühl haben, ihren Darm nie richtig leeren zu können. Demnach verfügt das Reizdarmsyndrom über zahlreiche verschiedene Gesichter. Aus diesem Grund wurde je nach bestimmendem Symptom eine Einteilung in verschiedene Typen vorgenommen, zumal viele Betroffene ebenso mit Beschwerden wie depressiver Verstimmung, saurem Aufstoßen, Erschöpfung, Unruhezuständen, Gliederschmerzen und Kopfweh zu kämpfen haben.

Schon in der Vergangenheit haben Untersuchungen gezeigt, dass sich das Mikrobiom bei Menschen mit Reizdarmsyndrom von den gesunden Personen unterscheidet. So fiel den Experten auf, dass die Bifidobakterien vermindert auftraten, während von den Enterobakterien mehr als genug zugegen waren. Neuere Studien haben dies jetzt bestätigt, zumal bei Betroffenen vom Obstipations-Typ vermehrt ein Bakterium festgestellt wurde, welches Methan herstellt.

Dies wiederum führt vermehrt zu Blähungen und zu einer verminderten Bewegung des Darms. Aus diesem Grund geht man heute davon aus, dass durch die veränderte Zusammensetzung des Mikrobioms zu vermehrten Mengen gasproduzierender Bakterien kommt, die dann für einen Blähbauch sorgen. Andere wissenschaftliche Studien haben außerdem gezeigt, dass Menschen mit einem Reizdarm öfter eine Überwucherung des Dünndarms mit Bakterien vorzuweisen haben.

Bisher gibt es leider noch keine verlässlichen Tests, die die Diagnose Reizdarmsyndrom belegen bzw. ausschließen können. Zahlreiche Betroffene laufen daher über Monate, wenn nicht sogar Jahre, zu verschiedenen Medizinern und fühlen sich oftmals nicht ernst genommen mit ihren gesundheitlichen Problemen. Auf ärztlicher Seite gibt es auch keine zwingenden Richtlinien, wie der Verdacht auf dieses Krankheitsbild abgeklärt werden soll. Derzeit orientiert man sich daher bei der Diagnosestellung an den sogenannten „Rom-IV-Kriterien".

Wie folgt wird das Reizdarmsyndrom dann definiert:
• Patienten leiden an chronisch anhaltenden Beschwerden, die bereits länger als drei Monate bestehen. Bauchschmerzen sowie Blähungen werden auf den Darm bezogen. Die Symptome sind bei den Betroffenen so stark ausgeprägt, dass die Lebensqualität enorm negativ beeinflusst wird. Es gilt auszuschließen, dass das Reizdarmsyndrom von anderen Erkrankungen hervorgerufen wird. Somit ergibt sich die Diagnose Reizdarmsyndrom mithilfe der Ausschlussdiagnostik.

Zuerst einmal muss demnach abgeklärt werden, ob folgende Symptome aufgetreten sind:
• Gewichtsverlust, der nicht gewollt ist
• Fieber

- Schmerzen in der Nacht oder Koliken
- Unklare, extreme, akut auftretende Schmerzen
- Stuhltest, der positiv ausfällt
- Positive Familienanamnese für Magen- oder Dick-
darmkrebs oder auch mehrere Angehörige mit un-
terschiedlichen Krebsarten.

Liegen ein oder auch gleich mehrere dieser Alarmsymptome vor, wird der behandelnde Medizi-ner wahrscheinlich eine Magen-Darm-Spiegelung vornehmen. Ist der Betroffene zudem älter als 50 Jahre, wird meist noch eine Endoskopie angeraten.

Auch eine Blutuntersuchung kann hier Licht ins Dunkel bringen. Können alle anderen Krankheitsbil-der ausgeschlossen werden, gilt die Diagnose Reizdarmsyndrom meist als gesichert. Oftmals hilft es den Betroffenen jetzt, ihre Ernährung komplett umzustellen, sodass es ratsam ist, eine Ernährungs-beratung aufzusuchen. Sollten sich die gesundheitli-chen Probleme dann nicht bessern oder noch ver-stärken, müssen eventuell weitere Untersuchungen vorgenommen werden.

Wichtig ist es außerdem, immer dem Mediziner mitzuteilen, ob und wenn ja, welche Medikamente eingenommen werden. Auch der Genuss von Niko-tin, Koffein, Alkohol und Ähnlichem kann bedeutend sein. Zumal Betroffene sich im Vorfeld Gedanken darüber machen sollten, ob es eine Verbindung zwischen den Problemen und der Nahrungsaufnahme oder der Essensart gibt.

Ist die Ernährung schuld am Blähbauch?

Etwa die Hälfte aller Betroffenen, die mit einem Blähbauch zu kämpfen haben, berichten häufig, dass die Probleme nach der Nahrungsaufnahme auftreten. Aus diesem Grund vermuten rund 80 % der Leidtragenden, dass das Essen schuld an ihrem dicken Bauch ist, zumal die meisten Patienten mit Blähbauch ihre eigene Theorie haben, wenn es um die Nahrungsmittel geht, die sie vertragen und die sie nicht vertragen können.

Jeder Zweite glaubt, an einer Nahrungsmittelunverträglichkeit oder gar Allergie zu leiden. Oftmals bestätigt sich diese Vermutung aber nicht. Trotz alledem schränken aber mehr als 60 % der Leidtragenden dann ihre Ernährung ein und meiden Nahrungsmittel, die sie für den Auslöser ihres Blähbauchs halten.

Im schlimmsten Fall kann dieses Essverhalten sogar zu Essstörungen führen, da der menschliche Körper jetzt lernt, dass es ihm ohne eine Nahrungsaufnahme weitaus besser geht. Wie aber erklärt man sich sonst diese unverzügliche Reaktion auf das Essen? Das Essen führt bei Reizdarmsyndrom-Patienten zu einem erhöhten gastrokolischen Reflex, was zu unmittelbaren Problemen sowie starkem Stuhlgang führt. Außerdem wird durch die Zufuhr von Fetten die Dünndarmbewegung vermindert, was wiederum den Weitertransport des Darminhalts wie auch der Gase verlangsamt. Es entstehen Blähungen, Bauchschmerzen sowie ein Blähbauch.

Experten sind zudem der Meinung, dass das autonome Nervensystem an der Reaktion auf die Nahrungsaufnahme beteiligt ist. Andere Studien haben schließlich gezeigt, dass das Abwehrsystem spezielle Anteile der Nahrungsmittel als „Feinde" erkennt und das mit einer vermehrten Aktivierung bestimmter Zellen beantwortet. Infolgedessen kommt es zu

Entzündungen sowie zu allergieähnlichen Anzeichen.

Des Weiteren sind im gesamten Magen-Darm-System sogenannte enteroendokrine Zellen zugegen. Hierbei handelt es sich um Zellen, die Hormone bilden. Bestimmte Bestandteile in der Nahrung können die Abgabe dieser hormonell wirksamen Substanzen erhöhen oder diese sogar selbst mitbringen. So sind zum Beispiel Walnüsse sehr reich an Serotonin. Im Darm wird diese Substanz vor allem bei einer Dehnung der Darmwand freigesetzt. Einige wissenschaftliche Untersuchungen in der Vergangenheit ergaben erhöhte Werte hinsichtlich Serotonins bei RDS-Betroffenen, die hauptsächlich an Durchfall litten.

WENN ESSEN DEN BAUCH AUF-BLÄHT

Nahrungsmittelunverträglichkeiten, Lebensmittelallergien sowie Übersäuerung sind heute in aller Munde, denn diese werden für viele gesundheitliche Störungen verantwortlich gemacht. Nicht selten gehört auch der unangenehme Blähbauch dazu. Betroffene interessiert es außerdem kaum, welche körperlichen Reaktionen ihren körperlichen Problemen zugrunde liegen, sondern vielmehr, welche Substanzen und vor allem welche Lebensmittel diese Reaktionen erzeugen. Schließlich gilt es, genau diese dann zu meiden.

Einige Menschen führen in regelmäßigen Abständen Säure-Basen-Diäten durch, um entweder ihr Gewicht zu reduzieren oder aber um sich einfach insgesamt besser zu fühlen. Im Mittelpunkt solcher Methoden steht die Annahme, dass ein übersäuerter Körper ausgelöst durch Nahrungsmittel den Stoffwechsel aus der Balance bringt.

Bislang gibt es allerdings keinen Beweis dafür, dass solche Diäten auch bei einem Blähbauch helfen können. Bekannt ist lediglich, dass bei Menschen mit einem Reizdarm der Übergang vom Dünndarm zum Dickdarm saurer ist als bei gesunden Menschen. Womöglich hängt dies mit einer gesteigerten Herstellung von kurzkettigen Fettsäuren durch bakterielle Vergärung zusammen. Wobei dies nicht bedeutet, dass der übrige Körper ebenfalls mit einer Übersäuerung zu kämpfen hat.

Fest steht aber, dass eine medikamentöse Hemmung der Magensäureherstellung öfter zu Pilzinfektionen führt, weshalb man ebenfalls davon ausgeht, dass das zugleich eine bakterielle Überwucherung im Dünndarm fördert. Außerdem werden ein

Mangel an Magnesium sowie eine Minderung der Knochendichte als Nebeneffekt vermutet.

Zahlreiche Patienten mit einem Blähbauch stellen sich sowie dem behandelnden Mediziner oftmals die Frage, ob sie allergisch gegen Lebensmittel sind. Statistisch gesehen wird diese Frage oftmals verneint, denn lediglich ein bis vier Prozent der Erwachsenen leiden in der Regel unter einer solchen. Menschen mit Reizdarm sind aber häufiger betroffen.

Die Anzeichen dafür zeigen sich oftmals innerhalb der ersten zwei Stunden nach der Nahrungsaufnahme und äußern sich nicht selten durch Schwellungen der Zunge, Lippen sowie im Halsbereich. Zudem haben dann viele Betroffene mit Juckreiz, Übelkeit oder Bauchweh zu kämpfen. Auch ein Blähbauch kann auftreten. In schweren Fällen äußert sich eine Lebensmittelallergie außerdem durch Luftnot, Erbrechen, Kollaps bis hin zu einem allergischen Schock. Allzu oft reagieren die Betroffenen auf Nahrungsmittel wie Weizen, Milch, Hühnerei, Soja, Fisch, Krebstiere sowie Nüsse allergisch.

Eine bedeutende Rolle spielen in diesem Fall spezielle Abwehrproteine. Diese nennen sich IgE-Antikörper, sodass ein Bluttest hier eine Lebensmittelallergie feststellen kann. Auch ein sogenannter

Prick-Test kann aber bei der richtigen Diagnose helfen. Wobei es ebenso noch andere Möglichkeiten gibt, um eine solche Allergie feststellen zu können.

70 % der Menschen mit einer Pollenallergie können außerdem ebenso allergische Reaktionen auf bestimmte Nahrungsmittel zeigen. Sogenannte Kreuzreaktionen sind umso wahrscheinlicher, je enger die botanische Verwandtschaft zwischen den auslösenden Pflanzen ist. Menschen, die demnach allergisch auf Erlen-, Birken- oder Haselpollen reagieren, besitzen häufig auch eine Kreuzallergie auf Nüsse, Steinobst, Kernobst, Sellerie, Möhren, Kiwis sowie rohe Kartoffeln. Wer hingegen an einer Allergie auf Beifußpollen leidet, reagiert oft auch allergisch auf Gewürze und Kräuter, wie Petersilie, Paprikapulver, Pfeffer und Ähnliches. Müssen Allergiker hingegen Gräser- sowie Getreidepollen meiden, gilt es, besser auch Mehl, Hülsenfrüchte, Kleie und Tomate zu umgehen.

Ebenso kann aber eine Lebensmittelunverträglichkeit zu einem Blähbauch führen. Laut der Statistiken kommt eine Nahrungsmittelintoleranz sogar häufiger vor als eine Lebensmittelallergie. Im Prinzip können hier zahlreiche verschiedene Stoffe, wie Phytate, Glutamate, Tannine, Sulfate, Salicylate sowie Serotonin für Beschwerden verantwortlich sein.

Viel öfter werden diese allerdings durch kurzkettige Kohlenhydrate ausgelöst. Fruktose oder auch Laktose können in diesem Fall im Dünndarm nur teilweise oder langsam bzw. gar nicht aufgespalten und resorbiert werden. Aus diesem Grund gelangen diese Stoffe dann weiter in den Endabschnitt des Dünn- und Dickdarms.

Hier werden sie durch die Darmbakterien dann fermentiert, sodass unter anderem kurzkettige Fettsäuren entstehen, die vermehrt Wasser in das Innere des Darms ziehen. Infolgedessen kommt es zu einem weichen Stuhl, z. B. Durchfall. Des Weiteren bilden die Bakterien zusätzlich Gase wie Methan oder Wasserstoff, welche dann den Darm weiten und so für die typischen Bauchschmerzen oder einen schmerzhaften Blähbauch sorgen. Gerade Fruktose, Laktose sowie kurzkettige Kohlenhydrate kommen in zahlreichen verschiedenen Nahrungsmitteln vor.

Blähungen, Reizdarm und FODMAP

Seit dem Jahr 2006 sind die Zusammenhänge zwischen schlecht aufzunehmenden Lebensmittelbestandteilen, ihrer bakteriellen Fermentation im Darm sowie dem Auftreten von Blähbauch, Verdauungsproblemen und Reizdarm Gegenstand wissenschaftlicher Forschung. So ist zwar schon lange bekannt, dass Fruktose sowie Laktose Unverträglichkeiten erzeugen, doch inzwischen haben sich noch andere Nährstoffgruppen als Problem herausgestellt.

Diese fasst man inzwischen unter der Bezeichnung FODMAP zusammen. Mengenabhängig führen diese bei allen Menschen irgendwann zu Verdauungsproblemen, allerdings gibt es Menschen, die diese Beschwerden viel eher und viel stärker wahrnehmen. Hier kommt dann mal wieder der Reizdarm zur Sprache. Personen mit einem solchen verfügen über einen sehr empfindsamen Darm und nehmen daher schon kleine Mengen Gas als unangenehm wahr.

Besonders, wenn die Betroffenen FODMAP zu sich nehmen, zeigen sich allzu schnell ein schmerzhafter Blähbauch, sowie andere Symptome. Immer wieder ist ein Blähbauch ohne eine akute Magen-Darm-Krankheit daher ein Reizdarm. Wobei es aber beides gibt, ein Blähbauch mit Reizdarm und einen Blähbauch ohne diesen, denn das Reizdarmsyndrom ist stets eine Ausschlussdiagnose.

Neben zahlreichen grundlegenden Erkenntnissen haben die Forschungen aber auch eines verdeutlicht: Mit einem Blähbauch muss niemand einfach leben, denn diese Aussage ist inzwischen mehr als überholt. So normal vereinzelte Pupse und Blähungen nun einmal sein mögen, jeden Abend einen Ballon vor sich her schieben zu müssen, ist keineswegs gang und gäbe. Weniger FODMAP, weniger

Fermentation und somit weniger Blähungen könnte also der erste Schritt in die richtige Richtung sein.

Wer jetzt allerdings glaubt, seinen Blähbauch loswerden zu können, indem er gänzlich auf FOD-MAP verzichtet, der irrt sich. Eine Low-FODMAP-Diät führt zu Veränderungen der Zufuhr von Ballaststoffen. Dies wiederum wirkt sich auf lange Sicht eher ungünstig auf die Mikrobiom-Zusammensetzung sowie auf die Verdauungstätigkeit aus. Demnach ist es besser, nur für eine bestimmte Zeit auf diese zu verzichten, bis sich die Beschwerden gebessert haben. Anschließend wird dann die Verträglichkeit für alle vier FODMAP-Gruppen schrittweise getestet. Die Gruppen, die keine gesundheitlichen Probleme auslösen, können dann wieder unbedenklich in den Speiseplan aufgenommen werden.

Bevor aber eine Low-FODMAP-Diät in Angriff genommen wird, gilt es, erst einmal herauszufinden, ob bei Ihnen überhaupt eine Sensibilität vorliegt. Demnach gilt es, eine FODMAP-Liste anzulegen und sich genau zu überlegen, welche Nahrungsmittel Sie regelmäßig zu sich nehmen.

Regelmäßig bedeutet in diesem Fall: mehrmals in der Woche. Markieren Sie die jeweiligen Nahrungsmittel, auf welche dies zutrifft. Je mehr Lebensmittel Sie dann insgesamt in einer Gruppe markiert haben, desto wahrscheinlicher ist es, dass diese problematisch sein könnte. Demnach könnte unter Umständen eine Low-FOPDMAP-Diät gegen Ihren Blähbauch helfen.

EINEM BLÄHBAUCH VORBEUGEN

Wer ohne ersichtlichen Grund immer mal wieder an einem Blähbauch leidet, der kann diesen mit unterschiedlichen Methoden vermeiden.

Folgende Maßnahmen helfen hier unter Umständen:

1. Essen Sie weniger, aber öfter am Tag.

Es kann helfen, wenn Sie über den Tag verteilt viele kleinere Mahlzeiten zu sich nehmen, anstatt nur drei große Hauptmahlzeiten. Schließlich ist es erwiesen, dass der Magen-Darm-Trakt weitaus mehr Arbeit hat, wenn es zum Mittag lediglich eine XL Portion Pasta gibt.

2. Genießen Sie Ihre Mahlzeiten und essen Sie langsam.

Hastig herunter geschlungenes Essen belastet den Magen enorm. Zum einen führt dies dazu, dass Sie nicht genug kauen, sodass der Verdauungstrakt am Ende weitaus mehr Arbeit damit hat, die Nahrung zu zersetzen. Zum anderen führt hastiges Essen dazu,

dass mehr Luft verschluckt wird, die dann logischer-
weise zusätzlich für einen Blähbauch sorgt. Die ver-
schluckte Luft verstärkt das drückende Gefühl in der
Magengegend zusätzlich. Kauen Sie hingegen langsam, essen Sie auch automatisch weniger, denn der
Sättigungsgrad setzt bekanntlich erst nach 15 bis 20
Minuten ein.

3. Wählen Sie die richtigen Nahrungsmittel.
Es gibt einige Nahrungsmittel, die viele Fette oder
spezielle Substanzen wie Schwefel und Kohlenhydrate enthalten, welche die Herstellung von Gasen im
menschlichen Körper fördern. Demnach ist es besser, auf diese zu verzichten oder diese nur in Maßen
zu sich zu nehmen.

4. Nicht immer ist Kaugummi kauen cool.
Mit jedem Kaugummi, welches gekaut wird, landet
ebenfalls jede Menge Luft im Bauch. Diese Luft verteilt sich dann in der Magengegend und begünstigt
ein unangenehmes Gefühl im Bauch.

5. Mit der richtigen Würze dem Blähbauch vorbeugen.
Möchten Sie nicht auf blähende Nahrungsmittel verzichten, aber dennoch einen Blähbauch meiden,

sollten Sie bei der Zubereitung stets auf die richtige Würze achten. Koriander, Ingwer, Anis sowie Kreuzkümmel verfügen über eine blähungsmindernde Wirkungskraft und beeinflussen im gleichen Zuge die Verdauung positiv.

6. Viel zu trinken, hilft manchmal auch viel.

Wenn es um die Vorbeugung eines Blähbauchs geht, kann ebenso viel zu trinken hilfreich sein. Zum einen benötigt der menschliche Körper ohnehin regelmäßig viel Flüssigkeit, damit er problemlos die zerkleinern kann. Zum anderen ist es aber besser, auf Kaffee, kohlensäurehaltige Getränke, schwarzen Tee sowie Alkohol zu verzichten, denn diese Durstlöscher begünstigen einen Blähbauch noch. Stilles Wasser sowie Kräuter-Tees hingegen sind ideal.

7. Mehr Bewegung

Sport ist nicht nur wichtig für die Gesundheit, sondern ebenso bedeutend, wenn es um die Vermeidung eines Blähbauchs geht. Draußen schwitzen oder aber ein regelmäßiges Sportprogramm in der Mucki-Bude helfen, einen dicken Bauch gar nicht erst entstehen zu lassen. Gleiches gilt im Übrigen ebenso für einen Verdauungsspaziergang nach dem Essen.

8. Mahlzeiten nicht zu stark salzen

Ein guter Weg, um einen Blähbauch zu verhindern, ist außerdem, auf salzhaltige Nahrungsmittel zu verzichten. Natrium sorgt nun einmal dafür, dass im menschlichen Körper Wasser gespeichert werden kann. Experten empfehlen daher nicht mehr als 2,3 Gramm Natrium täglich zu sich zu nehmen, wenn Sie keinen Blähbauch bekommen wollen.

9. Carbs reduzieren

Leiden Sie oft an einem Blähbauch sowie an Blähungen, ist es einen Versuch wert, für einige Zeit beim Frühstück auf Kohlenhydrate zu verzichten. Vor allem morgens ist der menschliche Körper häufig mit schweren Mahlzeiten völlig überfordert. Wer zum Frühstück mehr Proteine zu sich nimmt und weniger Kohlenhydrate, verhindert unter Umständen die Entstehung eines Blähbauchs.

10. Feuchte Wickel

Wärme hilft bekanntlich, die Muskeln zu entspannen. Demnach gilt dies ebenfalls für den Magen sowie für den Darm. Feuchte Wickel transportieren zudem die Wärme noch besser und steigern die Weitergabe in tiefere Bereiche des menschlichen

Körpers. Der Wickel sollte allerdings nicht zu heiß und auch nicht zu kalt sein. So sollte die Wärme, die sich im Körper ausbreitet, gut auszuhalten sein und als angenehm empfunden werden.

11. Kümmel, Fenchel und Anis

Kümmel, Fenchel sowie Anis gehören zu den sogenannten Doldenblütlern und enthalten ätherische Öle. So helfen diese, Blähungen vorzubeugen oder zu beseitigen, denn ihnen wird eine krampflösende Wirkungskraft nachgesagt. Anwendungen sind hier in verschiedenen Formen möglich. So können getrocknete Würzmischungen zum Brot backen genutzt werden oder aber als Tee-Mischung herhalten. Tinkturen sowie Öle gibt es ebenfalls. Wobei Salben zum Einreiben verwendet werden können.

Fenchel wird außerdem auch gern als Würzpflanze oder Gemüse bei der Zubereitung von Speisen verwendet. Die Knolle kann sowohl roh als auch gekocht gegessen werden. Wohingegen die Pollen und der Samen als Gewürz genutzt werden können. Dank der enthaltenden ätherischen Öle wie Fenchon und Anethol wird Fenchel häufig zur natürlichen Behandlung von Magen-Darm-Beschwerden eingesetzt.

Anis hingegen kennen viele als Bestandteil von

Spirituosen. Hauptbestandteil ist hier das im Anisöl zu findende Anethol. Anis kann demnach ebenfalls gut gegen einen Blähbauch helfen. Gleiches gilt für Kümmel. Oft wird dieser schwer verdaulichen sowie Blähungen begünstigenden Gerichten zugefügt, um das Ganze besser verträglich zu gestalten.

12. Zitronenmelisse

Die Zitronenmelisse ähnelt im Aussehen ein wenig der Brennnessel. Brennhaare besitzt diese aber nicht, jedoch Kaffee- sowie Rosmarinsäure und ätherische Öle wie Citral. Letzteres sorgt auch für das leicht zitronenartige Aroma. Traditionell wird die Melisse zur Entspannung sowie zur Beruhigung verwendet. Sie wirkt im gleichen Zuge krampflösend und verdauungsfördernd.

13. Pfefferminze

Ohne Frage, die Pfefferminze gehört wohl zu den bekanntesten Heilkräutern. In unzähligen Bereichen wird diese nur zu gern eingesetzt. Primär enthält diese Pflanze kräftige ätherische Öle wie Linalool und Menthol. Da Pfefferminz eine antibakterielle Wirkungsweise besitzt, findet sich diese in zahlreichen Erkältungsmitteln. Ebenso bewährt hat sich diese bei Beschwerden im Verdauungstrakt, sodass die Pfefferminze auch bei einem Blähbauch helfen kann.

14. Galgant und Ingwer

Ingwer ist eine Wurzel, die sowohl als Würz- als auch als Heilmittel zum Einsatz kommen kann. Echter Galgant hingegen zählt ebenfalls zur Familie der Ingwergewächse. Beide werden oftmals zur Aromatisierung von Getränken sowie Speisen verwendet. Beide sind kräftig würzig und bringen eine gewisse Schärfe mit. Als Tee kommt Ingwer gern zum Einsatz, um einen Blähbauch gar nicht erst entstehen zu lassen. Wobei ein solcher auch helfen kann, wenn der Bauch bereits an Umfang zugenommen hat.

15. Apfelessig

Apfelessig wird aus Apfelwein gewonnen. Unter Zugabe von Essigsäurebakterien wird dieser dann zu Essigsäure fermentiert. Apfelessig enthält unter anderem Stoffe wie Tannin, Magnesium, Vitamin C, Kalium, Kalzium sowie Vitamin-B-Komplex. So wird diesem eine entschlackende und entgiftende Wirkung nachgesagt. Des Weiteren regt Apfelessig den Speichelfluss sowie die Verdauung an. Hinzu kommt, dass Apfelessig im Darm Fäulnisbakterien bekämpfen kann und ebenso fähig ist, den Säure-Basen-

Haushalt wieder in Balance zu bringen, sodass beispielsweise Sodbrennen besiegt werden kann.

16. Knoblauch

Knoblauch kennt wahrscheinlich jeder, denn in vielen Gerichten wird dieser nur zu gern verwendet. Verursacht wird das so typische Aroma durch schwefelartige chemische Verbindungen sowie durch Allicin. Beim Verzehr hingegen scheiden sich die Geister, denn während viele Knoblauch lieben, gibt es auch genügend Menschen, die ihn abgrundtief hassen. So mancher stört sich hier an den Ausdünstungen nach dem Verzehr, denn die stark riechenden Abbauprodukte werden nicht nur über die Atemluft abgegeben, sondern ebenfalls über die Haut.

Beim Einsatz von Knoblauch als positive Magen-Darm-Stimulanz gehen die Meinungen allerdings auch etwas auseinander. So beeinflusst Knoblauch die Darmflora zwar positiv und wirkt antibakteriell, wird aber ebenso oft als blähungsfördernd beschrieben. Da die Wirkungsweise also unterschiedlich ausfallen kann, gilt es, selbst herauszufinden, ob Knoblauch Ihnen bei einem Blähbauch helfen kann.

17. Bitterstoffe

Kräuterschnäpse sowie Schnäpse, die aus Kräutern hergestellt wurden, sind in der Regel sehr bitter und nur teilweise mit Zucker versetzt. Dennoch werden diese allzu gern nach fetthaltigen Speisen getrunken. So sollen diese die Verdauung ankurbeln sowie Völlegefühl und Blähungen vorbeugen. Alkohol hemmt aber die Verdauung, sodass ein Espresso ohne Zucker hier die bessere Wahl ist.

Als Alternative gibt es außerdem zahlreiche Mittel, die nach dem Essen angewendet die gleiche Wirkungsweise haben. Hauptbestandteile solcher Präparate sind häufig verdauungsfördernde, bittere Pflanzenauszüge, die zum Beispiel die Gallen- und Lebertätigkeit begünstigen, um die Fette besser zu verarbeiten und Blähungen vorzubeugen. Zu den typischen Kräutern und Pflanzen gehören unter anderem Löwenzahn, Artischocke, Wacholderbeeren, Angelikawurzel und Tausendgüldenkraut.

Zudem kommen Bitterstoffe ebenso in einigen Gemüse- sowie Salatsorten vor. Moderne Züchter von heute züchten diese allerdings manchmal weg oder reduzieren diese, da zahlreiche Menschen diese Bitterstoffe nicht mögen. Rosenkohl, Endiviensalat, Radicchio, Chicorée sowie Rucola sollten dennoch nicht auf dem Speiseplan fehlen.

18. Flohsamen

Zur Gattung des Strauchwegerichs gehören auch Flohsamenschalen. Diese bestehen aus wasserlöslichen Ballaststoffen. Aus diesem Grund quellen diese in Kombination mit Flüssigkeit auf und stellen anschließend einen stark bindenden Schleim her. Innerlich eingenommen, binden Flohsamen zum einen bei Durchfall Wasser und festigen auf diese Weise den Stuhlgang. Zum anderen können Flohsamenschalen aber ebenfalls bei Verstopfung helfen, indem sie den Stuhl wieder geschmeidiger machen. Wissenschaftlichen Studien zufolge helfen Flohsamenschalen ebenso bei einem Blähbauch sowie bei Reizdarm.

FODMAP-Rezepte, um den Blähbauch endlich loszuwerden

D a in vielen Fällen ein Reizdarm für den Blähbauch verantwortlich ist, kann unter Umständen eine zeitweise durchgeführte FODMAP-Diät helfen, den aufgeblähten Bauch loszuwerden. Aus diesem Grund haben wir Ihnen ein paar Rezepte zusammengestellt, die Ihnen unter Umständen helfen können.

MANDELBROT

Zutaten für ein Mandelbrot:

Ein Teelöffel Meersalz
100 ml Wasser
6 Bio-Eier
100 g geschroteter Leinsamen
150 g Mandelmehl
1 Pck. Backpulver
300 g Magerquark
Ein Esslöffel Butter

Zubereitung:

1. Heizen Sie den Backofen auf 170 Grad Celsius vor und buttern Sie anschließend eine Form für das Brot gut aus.

2. Jetzt können Sie die Eier mit dem Wasser und dem Salz cremig verrühren. Im Anschluss den Leinsamen einrühren. Ist dies erledigt, mischen Sie das Mandelmehl mit dem Backpulver und rühren Sie auch dieses Gemisch unter. Zuletzt gilt es noch, den Magerquark sowie die Butter dazuzugeben.

3. Das Ganze füllen Sie jetzt in die Form und schieben diese für circa 50 bis 55 Minuten in den Ofen.

KAROTTEN-HIRSE-BROT

Zutaten für ein Karotten-Hirse-Brot:

200 g Karotten
150 g Buchweizen
200 g Hirse
130 g Haferflocken
30 g Flohsamen
25 g Leinsamenmehl
50 g Sonnenblumenkerne
2 Teelöffel Meersalz
1 Pck. Backpulver
0,5 l Wasser
3 Esslöffel Olivenöl

Zubereitung:

1. Schälen Sie die Karotten und reiben Sie diese anschließend fein. Sowohl die Hirse als auch den Buchweizen gilt es, dann in einem Mixer in Mehl zu verwandeln.

2. Im Anschluss sämtliche trockenen Zutaten in einer Schüssel mischen und anschließend die Karotten sowie das Wasser zugeben. Das Ganze zu einem Teig verkneten.

3. Heizen Sie Ihren Ofen auf 200 Grad Celsius vor und legen Sie eine Kastenform mit Backpapier aus.

4. Jetzt müssen Sie den fertigen Brotteig nur noch in die Form füllen und diese dann für 40 Minuten in den Backofen schieben. Nach den 40 Minuten die Temperatur auf 180 Grad Celsius zurückdrehen und erneut 35 Minuten backen.

KRUSTENBROT

Zutaten für ein Krustenbrot:

150 g Buchweizenmehl
Einen halben gehäuften Teelöffel Trockenhefe
350 g glutenfreie Mehlmischung
Einen gehäuften Teelöffel Meersalz
480 ml warmes Wasser
2 Esslöffel Sonnenblumenkerne

Zubereitung:

1. Sämtliche trocknen Zutaten in einer Schüssel mischen. Im Anschluss schluckweise das Wasser zugeben und das Ganze in einen Teig verwandeln. Kurz vor Ende noch die Sonnenblumenkerne unterkneten und den Teig dann abgedeckt für 18 bis 20 Stunden gehen lassen.

2. Am nächsten Tag den Teig auf einer bemehlten Stelle ausrollen, um ihn dann wieder einzuschlagen und das Ganze erneut zu wiederholen. Nach dem letzten Arbeitsschritt den Teig vorsichtig in die gewünschte Form bringen und auf ein bemehltes Küchentuch legen. Das Ganze erneut mit dem Küchentuch zudecken und in einem Bräter oder Römertopf weitere drei Stunden geschlossen gehen lassen.

3. Nach den drei Stunden den Ofen auf der höchsten Stufe vorheizen. Am besten eignen sich hier 280 Grad Celsius. Den leeren Bräter oder Römertopf ebenfalls in den Backofen stellen, bis der Ofen die Temperatur erreicht hat. Dann den Bräter oder Topf herausholen und den Brotteig hineingeben. Das

Ganze muss im Anschluss mit geschlossenem Deckel eine halbe Stunde in den Ofen. Nach 30 Minuten den Deckel entfernen und das Ganze noch einmal zehn Minuten backen lassen.

BEEREN-HAFER-PORRIDGE MIT APFELSTÜCKEN

Zutaten für eine Portion:

175 ml Milch ohne Laktose
35 g Haferflocken
Ein Esslöffel Chiasamen
Ein Esslöffel Vanillezucker
50 g Erdbeeren
Einen halben Apfel
150 g Naturjoghurt ohne Laktose

Zubereitung:

1. Chiasamen, Vanillezucker, Haferflocken sowie die Milch einer Frühstücksschüssel verrühren und das Ganze über Nacht in den Kühlschrank stellen.

2. Am nächsten Morgen den Apfel würfeln sowie die Erdbeeren mundgerecht zerkleinern.

3. Im Anschluss das Porridge mit den Erdbeeren, den Apfelstücken sowie dem Joghurt verzieren.

PORRIDGE MIT REIS UND HIM-BEERSOßE

Zutaten für eine Portion:

Eine Tasse Mandelmilch
Eine halbe Tasse Reisflocken
Eine Prise Zimt
1 Pck. Vanillezucker
Eine halbe Tasse Tiefkühl-Himbeeren
Ein Teelöffel gehackte Mandeln
Ein Teelöffel Ahornsirup

Zubereitung:

1. Die Reisflocken mit der Mandelmilch, dem Zimt sowie dem Vanillezucker in einem Topf mischen und aufkochen. Anschließend das Ganze zugedeckt bei geringer Hitze fünf Minuten lang köcheln lassen. Gelegentlich umrühren.

2. Danach das Gemisch vom Herd nehmen und weitere fünf Minuten zugedeckt quellen lassen.

3. In dieser Zeit können Sie die Himbeeren in einem Topf aufkochen, die gehackten Mandeln sowie den Ahornsirup zugeben und drei bis vier Minuten köcheln lassen, bis die Soße angedickt ist.

4. Der Porridge kann jetzt mit der Himbeersoße angerichtet werden.

OMELETT GRIECHISCHER ART

Zutaten für eine Portion:

30 g rote Paprika
3 Bio-Eier
30 g Tomaten
30 g Spinatblätter
Eine Kiwi
30 g schwarze Oliven
Petersilie

Zubereitung:

1. Würfeln Sie sowohl die Tomaten als auch die Paprika. Die Kiwi gilt es, in Scheiben zu schneiden und die Petersilie fein zu hacken.

2. Anschließend einen halben Teelöffel Öl in einer Pfanne heiß werden lassen und die gewürfelten Paprika kurz darin anbraten. Dann können Sie den Spinat, die Tomatenwürfel sowie die Oliven zugeben. Das Ganze so lange anbraten, bis die Spinatblätter weich sind. Das Ganze dann aus der Pfanne nehmen.

3. Die drei Eier in einer Schüssel verquirlen und in der Pfanne in ein schmackhaftes Omelett verwandeln. Ist das Omelett fast fertig, gilt es, eine Hälfte mit dem angebratenen Gemüse zu belegen. Das Ganze salzen und pfeffern und dann mit Petersilie verfeinern. Im Anschluss das Omelett zusammenklappen und mit den Kiwi Scheiben belegen.

RÜHREI MIT KARTOFFELN UND RÄUCHERLACHS

Zutaten für vier Portionen:

Eine rote Paprika
8 kleine Kartoffeln
8 Bio-Eier
2 Teelöffel Rapsöl
Eine Prise Meersalz
80 ml Milch ohne Laktose
120 g Räucherlachs
Eventuell Petersilie

Zubereitung:

1. Zuallererst die Kartoffeln von der Schale befreien, in Viertel schneiden und in kochendem Wasser vorgaren.

2. Das Rapsöl anschließend in einer Pfanne erhitzen und die Kartoffelviertel darin goldbraun anbraten.

3. Die Paprika würfeln und mit den Kartoffeln anbraten.

4. In der Zwischenzeit die Eier mit der Milch sowie einer Prise Meersalz verquirlen. Den Räucherlachs klein schneiden und die Petersilie fein hacken. Dann das Eier-Gemisch, den Lachs sowie die Petersilie zum Gemüse geben und in Rührei verwandeln.

INGWER-KAROTTEN-SUPPE

Zutaten für vier Portionen:

700 ml Gemüsebrühe
400 g Karotten
20 g Ingwer
Eine halbe Bio-Zitrone
30 g Butter
Ein Esslöffel Rapsöl
Pfeffer, Salz

Zubereitung:

1. Sowohl die Karotten als auch den Ingwer schälen und in dünne Schieben schneiden. Alle Scheiben anschließend in einem Kochtopf mit dem Rapsöl anschwitzen.

2. Jetzt die Gemüsebrühe angießen und die Suppe bei geringer Hitze zugedeckt 25 Minuten köcheln lassen.

3. In der Zwischenzeit die Bio-Zitrone auspressen und dann die Suppe mit einem Stabmixer gut durchpürieren. Das Ganze mit dem Zitronensaft, Salz sowie Pfeffer abschmecken.

4. Jetzt noch die Butter zugeben und das Ganze schaumig pürieren.

TOMATEN-REISSALAT

Zutaten für zwei Portionen:

8 Kirschtomaten
100 g Wildreis
100 g frischer Zuckermais
3 Esslöffel Koriander
Ein Esslöffel Balsamico
Ein Esslöffel Ahornsirup
Ein Esslöffel Olivenöl
Kristallsalz, schwarzer Pfeffer

Zubereitung:

1. Vorab den Wildreis zwei bis drei Tage in Wasser einweichen. Das Wasser gilt es, zweimal am Tag zu wechseln.

2. Die Tomaten vierteln und den Koriander fein zerhacken.

3. Jetzt den Wildreis abgießen und gut abtropfen lassen.

4. Jetzt das Balsamico, Öl, den Ahornsirup sowie den Koriander und die anderen Gewürze zu einem schmackhaften Dressing verrühren. Dieses dann mit dem Wildreis, dem Zuckermais sowie den Tomaten vermischen.

SÜßKARTOFFELSALAT MIT QUINOA

Zutaten für zwei Portionen:

Eine Süßkartoffel
125 g Quinoa
3 Bio-Eier
60 g Feta
100 g Tiefkühl-Spinat
3 Esslöffel Olivenöl
Sonnenblumenkerne
Ein Esslöffel Balsamico
Pfeffer, Meersalz
Ein Esslöffel Dijonsenf
Oregano

Zubereitung:

1. Würfeln Sie die Süßkartoffeln, nachdem Sie diese geschält haben. Anschließend schwenken Sie diese in einer ofenfesten Form mit Olivenöl. Bei 200 Grad Celsius gilt es, die Kartoffeln dann im Ofen zu garen.

2. In der Zwischenzeit können Sie die Quinoa unter kaltem Wasser abspülen und mit 150 ml Wasser in einem Kochtopf aufkochen. Im Anschluss das Ganze noch einmal circa eine Viertelstunde bei geringer Hitze köcheln lassen. Wenn das Wasser aufgesaugt ist, ist die Quinoa fertig. Jetzt können Sie den Spinat unterrühren.

3. Die Eier hart kochen, abschrecken, von der Schale befreien und anschließend vierteln. Dann den Feta-Käse würfeln.

4. Sonnenblumenkerne, Feta-Käse-Würfel sowie die

Süßkartoffeln zum Spinat-Quinoa-Gemisch geben und das Ganze gut miteinander vermengen.

5. Aus dem Balsamico, Olivenöl, Senf, Salz, Oregano sowie Pfeffer ein Dressing zaubern und den Salat damit abschmecken. Oben darauf noch die Eier verteilen.

HÄHNCHENBRUST ÜBERBACKEN

Zutaten für vier Portionen:

4 Hähnchenbrustfilets
450 g Tiefkühl-Blattspinat
Eine Zwiebel
2 Teelöffel Rapsöl
120 g Schafskäse
Meersalz, Pfeffer, Muskatnuss

Zubereitung:

1. Heizen Sie Ihren Backofen auf 220 Grad Celsius vor und buttern Sie eine Auflaufform gut ein. Im Anschluss den Spinat in einem Sieb auftauen lassen.

2. Die Brustfilets alle gut einsalzen und pfeffern. Diese dann kurz in einer Pfanne mit einem Esslöffel Rapsöl goldbraun anbraten. Anschließend herausnehmen und warm stellen.

3. Die Zwiebel würfeln und in der Pfanne mit dem restlichen Öl andünsten. Jetzt den Blattspinat zugeben und kurz vorgaren. Das Ganze dann vom Herd nehmen und mit Meersalz, Pfeffer und Muskatnuss würzen.

4. Die Hähnchenbrustfilets jetzt in die Auflaufform legen und darüber die Spinat-Zwiebel-Mischung verteilen. Nachdem Sie den Schafskäse gewürfelt haben, kann auch dieser darüber gestreut werden.

5. Das Ganze gilt es nun, circa 25 Minuten auf mittlerer Schiene im Backofen zu überbacken.

KAROTTENNUDELN MIT TOMATEN UND RUCOLA

Zutaten für vier Portionen:

8 Karotten
Ein halbes Bund Basilikum
60 g Pinienkerne
30 g geriebener Parmesan
Ein Bund Rucola
120 ml Gemüsebrühe
2 Stiele Oregano
250 g Cherrytomaten
4 Esslöffel Olivenöl
Meersalz, Pfeffer

Zubereitung:

1. In einer fettfreien Pfanne die Pinienkerne anrösten. Dann die Basilikumblätter abzupfen und diese mit der Hälfte des Basilikums im Mörser zerreiben. Das Ganze dann mit dem Parmesankäse mischen.

2. Die Karotten schälen und mithilfe eines Sparschälers in lange dünne Streifen schneiden. Den Rucola jetzt waschen und trocken schleudern sowie den Oregano abzupfen.

3. In einer Pfanne das Olivenöl heiß werden lassen und die Karotten darin drei bis vier Minuten anbraten. Diese dann mit der Gemüsebrühe ablöschen und unter Rühren weitere fünf Minuten köcheln lassen. Im Anschluss den Rucola unterheben und noch mit der Basilikummischung sowie Oregano bestreuen.

REIS-SPAGHETTI CARBONARA

Zutaten für zwei Portionen:

100 ml Reis-Sahne
Reis-Spaghetti
Ein Bio-Ei
100 g gekochten Schinken
Meersalz, Pfeffer
Parmesankäse gerieben
Olivenöl

Zubereitung:

1. Die Reis-Spaghetti mit Meersalz und etwas Öl in einem Kochtopf gar kochen. In der Zwischenzeit den gekochten Schinken würfeln.

2. Jetzt ein bisschen Olivenöl in einer Pfanne heiß werden lassen und die gekochten Schinkenwürfel darin anbraten. Dann die Reis-Sahne zugießen und kurz einkochen lassen. Im Anschluss daran das Ei zugeben und alles gut verrühren. Die Soße jetzt noch nach Geschmack mit Meersalz und Pfeffer würzen.

3. Die Reis-Spaghetti abgießen und zur Soße geben. Beim Servieren das Ganze mit dem Parmesankäse bestreuen.

THUNFISCH-VOLLKORNNUDELN

Zutaten für zwei Personen:

125 g Dosen-Thunfisch
125 g Vollkorn-Nudeln
Eine Tomate
2 Teelöffel Kapern
20 g Oliven ohne Steine
30 g Babyspinat
Schwarzer Pfeffer
Parmesankäse gerieben

Zubereitung:

1. Die Vollkorn-Nudeln bissfest kochen. Anschließend diese abgießen und gut abtropfen lassen.

2. Anschließend die Nudeln in eine Pfanne geben und leicht erwärmen.

3. Die Oliven in dünne Scheiben schneiden und die Tomate würfeln sowie die Kapern klein hacken. Anschließend das Ganze samt dem Babyspinat unter die Vollkorn-Nudeln mischen.

4. Beim Anrichten den schwarzen Pfeffer und den Parmesankäse nicht vergessen.

RATATOUILLE AUS DEM OFEN

Zutaten für vier Personen:

Kräuter getrocknet, wie Oregano, Thymian und Ähnliches
70 g Tomatenmark
10 ml Olivenöl
2 Dosen gehackte Tomaten
2 Zucchini
3 große Kartoffeln
2 große Möhren
3 große Tomaten
Zimt, Meersalz
25 g Parmesankäse gerieben

Zubereitung:

1. Das Olivenöl mitsamt den Kräutern in einem Kochtopf heiß werden lassen. Dann das Tomatenmark zugeben und das Ganze kurz anrösten. Jetzt die Dosentomaten zufügen und alles einmal aufkochen lassen.

2. Währenddessen das Gemüse abwaschen und die Tomaten sowie die Kartoffeln und die Möhren in feine Scheiben schneiden.

3. Den Ofen auf 200 Grad Celsius vorheizen und dann den Parmesankäse in die Soße rühren. Diese kann dann in eine Auflaufform gegeben werden, bis die Form halb voll ist. Anschließend stetig im Wechsel die Gemüsescheiben und die Tomatensoße in die Form geben. Das Ratatouille mit Salz würzen und dann für circa 50 Minuten in den Backofen geben.

PIZZA MIT FLOHSAMEN

Zutaten für vier Personen:

3 Bio-Eier
300 g Reibekäse
2 Esslöffel Flohsamen
4 Tomaten
130 g Mozzarella
Eine Handvoll Spinatblätter
90 g gekochten Schinken

Zubereitung:

1. Den Ofen auf 200 Grad Celsius Umluft vorheizen und eine runde Pizzaform bereitstellen.

2. Jetzt die Eier ein wenig verquirlen und den Flohsamen sowie den Käse untermischen. Den fertigen Teig dann in die Pizzaform geben und auf der obersten Schiene im Backofen circa zehn bis zwölf Minuten backen.

3. In der Zwischenzeit sowohl die Tomaten als auch den Spinat waschen sowie den gekochten Schinken klein schneiden. Dann den Mozzarella und die Tomaten in Scheiben schneiden und alles auf den fertigen Pizzaboden legen. Das Ganze dann noch mit Salz und Pfeffer verfeinern und weitere zehn bis zwölf Minuten backen.

TOMATEN GEFÜLLT MIT FE-TAKÄSE

Zutaten für zwei Portionen:

Ein Zweig Thymian
Ein Zweig Rosmarin
4 große Fleischtomaten
3 Esslöffel Olivenöl
200 g Fetakäse
Pfeffer, Meersalz

Zubereitung:

1. Den Backofengrill auf 170 Grad Celsius vorheizen.

2. Die Fleischtomaten waschen und den Deckel herausschneiden. Anschließend das Fruchtfleisch entfernen und die Tomaten über Kopf auf einem Küchentuch abtropfen lassen. Jetzt die Kräuter gut waschen, trocknen, dann fein hacken.

3. Den Fetakäse klein zerbröseln und dann mit den Kräutern sowie dem Olivenöl vermischen, sowie mit Meersalz und Pfeffer würzen. Das Käse-Kräuter Mix in die Tomaten geben und die Tomatendeckel wieder aufsetzen.

4. Im Anschluss vier Alufolien-Stücke mit Olivenöl einstreichen und in dieser dann die Fleischtomaten einwickeln. Das Ganze dann direkt unter dem Grill circa zehn bis zwölf Minuten backen.

VOLLKORN-PENNE-NUSS-BOLOGNESE

Zutaten für vier Personen:

Ein Topf Basilikum
Eine große Zucchini
Ein Esslöffel Kokosnussöl
400 g passierte Dosentomaten
400 g gemischtes Hackfleisch
400 g Vollkorn-Penne
200 g Cherrytomaten
45 g Walnüsse

Zubereitung:

1. Die Zucchini in kleine Würfel schneiden und die Basilikumblätter abzupfen sowie fein hacken. Im Anschluss die Walnüsse grob zerhacken und das Hackfleisch in einer Pfanne krümelig anbraten.

2. Jetzt die Zucchini-Stücke zum Hackfleisch geben und circa fünf Minuten mit braten. Das Ganze dann in einen Topf geben und wieder erwärmen. Jetzt die passierten Dosentomaten zugeben und das Ganze weitere zehn Minuten köcheln lassen. Die Soße mit Salz und Pfeffer abschmecken und warm stellen.

3. Die Vollkorn-Penne bissfest kochen. In der Zwischenzeit die Walnüsse in einer fettfreien Pfanne rösten, herausnehmen und abkühlen lassen. Die Cherrytomaten ebenfalls in der fettfreien Pfanne bei hoher Hitze ein bis zwei Minuten anbraten. Sowohl die Walnüsse als auch die Cherrytomaten jetzt in die

Bolognese-Soße geben und mit der Vollkorn-Penne anrichten. Zum Schluss noch Basilikum über das Gericht streuen.

SOMMERLICHES CURRY

Zutaten für vier Portionen:

3 Karotten
Ein kleiner Brokkoli
4 festkochende Kartoffeln
3 Stangen Mangold
Eine Zucchini
2 Chilischoten getrocknet
2 Ingwerstücke á zwei Zentimeter
3 Esslöffel Rapsöl
Ein Teelöffel Senfkörner
Eine Handvoll Curryblätter
Ein Teelöffel Kurkuma
Eine halbe Dose Tomatenstücke
Ein Teelöffel Meersalz
400 ml Kokosmilch

Zubereitung:

1. Alle Gemüsesorten in etwa ein Zentimeter große Stücke schneiden. Die Chilischoten von den Kernen befreien und ebenfalls klein schneiden. Den Ingwer abschälen und diesen dann fein reiben.

2. Das Rapsöl in einer Pfanne heiß werden lassen und die Senfkörner so lange darin rösten, bis diese aufplatzen. Anschließend den Ingwer, die Curryblätter, die Chilis sowie die Kurkuma zugeben und das Ganz unter ständigem Rühren ein paar Minuten anbraten.

3. Jetzt das gesamte Gemüse in die Pfanne geben und dünsten. Anschließend die passierten Tomatenstücke dazugeben und mit dünsten.

4. Das Ganze nun mit der Kokosnussmilch angießen und etwas salzen. Das Curry jetzt circa 20 bis 30 Minuten köcheln lassen, bis das Gemüse sich bissfest zeigt.

MANDEL-BEEREN-NACHTISCH

Zutaten für zwei Portionen:

50 g Tiefkühl-Erdbeeren
10 g Tiefkühl-Himbeeren
50 g Tiefkühl-Heidelbeeren
2 Teelöffel Leinöl
2 Teelöffel Mandelmus

Zubereitung:

1. Alle Tiefkühl-Beeren auf einem Teller auftauen lassen und ein paar Beeren zum Garnieren Beiseitelegen.

2. Sind die Beeren aufgetaut, Leinöl sowie das Mandelmus zu diesen geben. Das Ganze anschließend gut zerdrücken und verrühren.

3. Die fertige Creme dann in Dessertgläser geben und mit den übrig gebliebenen Beeren garnieren.

SCHOKOLADEN-COOKIES MIT ERDNÜSSEN

Zutaten für ein Backblech:

2 kleine Bio-Eier
100 g brauner Rohrzucker
250 g Erdnussbutter
Ein Esslöffel Zartbitterschokolade-Stückchen

Zubereitung:

1. Vor der Zubereitung den Ofen auf Ober-/Unterhitze 180 Grad Celsius vorheizen und ein Backblech mit Backpapier versehen.

2. Die zwei Eier in einer Schüssel aufschlagen und nach und nach den Rohrzucker sowie die Erdnussbutter dazugeben. Dann noch die Zartbitterschokolade unterheben.

3. Gleich große Taler aus dem Teig formen und das Ganze dann circa sechs bis zehn Minuten im Ofen backen.

RHABARBER-HIMBEER-KOMPOTT

Zutaten für vier Portionen:

250 g Tiefkühl-Himbeeren
750 g Rhabarber
Eine Vanilleschote
400 g Naturjoghurt ohne Laktose
100 g brauner Rohrzucker

Zubereitung:

1. Den gesamten Rhabarber erst einmal schälen und dann klein schneiden. Anschließend diesen in einen Kochtopf geben und aufkochen.

2. Dann die Vanilleschote einmal längs aufschlitzen und das Vanillemark herauskratzen. In der Zwischenzeit müsste sich im Topf genügend Flüssigkeit gebildet haben, sodass das Vanillemark, die Himbeeren und der Rohrzucker zugegeben werden kann. Im Anschluss das Ganze erneut aufkochen lassen und dann bei mittlerer Hitze weitere zehn Minuten köcheln lassen.

3. Den Kompott anschließend mit dem Joghurt zusammen anrichten.

ANANAS-KOKOSNUSS-PANNA-COTTA

Zutaten für vier Portionen:

250 ml Sahne ohne Laktose
Eine Bio-Limette
250 Kokosnussmilch
40 g Zucker
Eine halbe Ananas
4 Blätter Gelatine

Zubereitung:

1. Vorab die vier Blätter Gelatine in Wasser einweichen.

2. Anschließend in einem Kochtopf den Zucker, die Kokosmilch sowie die Sahne erhitzen.

3. In der Zwischenzeit die Schale der Limette fein abreiben und den Saft einer halben Limette auspressen. Sowohl den Limettensaft als auch die Limettenschale zum Sahne-Kokosmilch-Gemisch geben. Das Ganze gut unterrühren und ein wenig auskühlen lassen.

4. Jetzt noch die Gelatine in die Mischung drücken und alles noch einmal gut verrühren. Im Anschluss daran die Pannacotta in Dessertgläser füllen und diese für vier bis fünf Stunden in den Kühlschrank stellen.

PROBIOTISCHER SNACK

Zutaten für zwei Portionen:

2 Teelöffel Cranberrys
3 Karotten
2 Teelöffel Ingwerpulver
15 Mandeln
Ein Esslöffel Sesamöl
4 Kapseln Kardamom
2 Esslöffel Sonnenblumenöl
Ein Esslöffel Apfelessig
Meersalz

Zubereitung:

1. Die Karotten schälen und dann in grobe Raspeln verwandeln. Diese anschließend mit den Cranberrys in eine Schüssel geben.

2. Das Kardamom im Mörser zerkleinern, die Kapseln herausnehmen. Dann die Mandeln grob zerhacken. Jetzt noch den Apfelessig, das Sesamöl, Sonnenblumenöl, Ingwerpulver sowie das Kardamom mit etwas Meersalz abschmecken und das Dressing unter das Karotten-Cranberry-Gemisch heben. Das Ganze mit den zerhackten Mandeln bestreuen.

PANCAKES AUS REISMEHL

Zutaten für zwei Portionen:

3 Bio-Eier
Eine Tasse Reismehl
Eine halbe Tasse Reismilch
Ein Teelöffel Backpulver
Ein Teelöffel Ahornsirup

Zubereitung:

1. Zuerst die Eier trennen und das Eiweiß schaumig schlagen.

2. Die übrig gebliebenen Dotter mit dem Reismehl, der Reismilch, dem Backpulver sowie dem Ahornsirup vermischen. Das Ganze anschließend sechs Minuten ruhen lassen.

3. Jetzt das schaumige Eiweiß unterheben und aus der Masse in der Pfanne kleine Pancakes backen.

KOKOSNUSS-MILCHREIS MIT HIMBEEREN

Zutaten für vier Portionen:

Eine halbe Bio-Zitrone
Eine Vanilleschote
500 ml Kokosnussmilch
2 Esslöffel Ahornsirup
Eine Zimtstange circa drei Zentimeter lang
150 g frische Himbeeren
100 g Rundkornreis

Zubereitung:

1. Zuerst einmal das Vanillemark aus der Vanilleschote kratzen und dieses in die Kokosnussmilch geben. Dann die Zitrone heiß abwaschen und die Schale abreiben.

2. Jetzt den Zimt, die abgeriebene Zitronenschale sowie den Ahornsirup in die Kokosnussmilch geben und das Ganze kurz aufkochen. Im Anschluss den Rundkornreis zugeben und bei geringer Hitze circa 40 Minuten quellen lassen. Den Milchreis immer mal wieder gut umrühren.

3. Dann die Zimtstange entfernen und den Kokosnussmilchreis in Dessertgläser füllen. Jetzt noch die Himbeeren pürieren und einmal durch ein Sieb passieren. Die pürierten Himbeeren auf den Kokosnussmilchreis geben.

JOGHURT-PAPAYA-DRINK

Zutaten für zwei Portionen:

100 g Joghurt ohne Laktose
200 g Papaya Fruchtfleisch
100 ml Mineralwasser
2 Esslöffel Limettensaft

Zubereitung:

1. In einem hohen Gefäß das Papaya-Fruchtfleisch mit dem Joghurt und dem Limettensaft ganz fein pürieren.

2. Anschließend noch das Mineralwasser dazu geben, umrühren und genießen.

Sieben Yoga-Übungen, um den Blähbauch zu bekämpfen

Wer trotz aller Vorsicht mal wieder mit einem Blähbauch zu kämpfen hat und nicht auf diverse Arzneimittel zurückgreifen möchte, kann ebenso mit gezielten Übungen gegen das Übel vorgehen. Sport bringt den Darm in Schwung und manchmal führt die Bewegung bereits innerhalb von Minuten zum Erfolg. Vor allem gezielte Yoga-Übungen sind wirkungsvoll bei einem aufgeblähten Bauch.

Mit diesen sieben Yoga-Übungen besiegen auch Sie Ihren schmerzhaften Blähbauch:

1. Katze/Kuh

In diesem Fall ergibt es Sinn, diese Yoga-Übung stets als Erstes durchzuführen, denn diese wärmt den Rücken auf und bereitet Ihren Körper schonend auf die weiteren Yoga-Einheiten vor. Gegen den Blähbauch wirkt diese Übung deshalb so hervorragend, weil im Wechsel die Leibesmitte gedehnt und zusammengedrückt wird. Somit wird hier die Verdauung angekurbelt.

Um die Übung in Angriff nehmen zu können, müssen Sie sich zuerst einmal in den Vierfüßlerstand begeben. Ihre Hände befinden sich jetzt direkt unter Ihren Schultern, während Ihre Knie unter den Hüften zu finden sind. Ihre Arme hingegen sind ausgestreckt. Mit dem Einatmen beginnen Sie jetzt, Ihren Kopf in den Nacken zu legen und Ihren Rücken in ein leichtes Hohlkreuz fallen zu lassen. Ihre Brust schieben Sie dabei nach oben. Jetzt haben Sie die Form der Kuh erreicht.

Mit dem Ausatmen senken Sie nun Ihren Kopf, während Ihr Blick sich in Richtung Ihres Bauchnabels bewegt und Ihr Rücken sich langsam rundet.

Ziehen Sie jetzt Ihren Bauchnabel an Ihre Wirbel-säule. Nun haben Sie die Form der Katze erreicht. At-men Sie anschließend wieder ein, schieben Sie sich erneut in die Kuh. Wiederholen Sie diese Yoga-Übung circa zehnmal, wobei Ihre Atmung stets ruhig und tief sein sollte. Die gesamte Übung gilt es, stets ohne ruckartige Bewegungen vorzunehmen.

2. Herabschauender Hund

Am besten ist es hier, wenn Sie die Übung aus dem Vierfüßlerstand oder aus einer Vorwärtsbeuge star-ten. Es gilt, erst mit einem Fuß und dann mit dem an-deren nach hinten zu treten und die Füße dann hüft-breit aufzustellen. Ihre Hände hingegen drücken nun vor Ihrem Körper in den Boden. Wobei Ihre Finger gespreizt sind.

Schieben Sie nun Ihren Po nach oben, während Ihr Rücken gerade, Ihr Nacken lang sowie Ihre Schul-tern weg von Ihren Ohren bleiben. Ist es für Sie leich-ter, können Sie auch ruhig Ihre Knie beugen, aller-dings sollten Sie zum Übungsende hin diese immer mehr gestreckt halten. Bleiben Sie stetig im Stretch und atmen Sie dabei ruhig ein und aus und das min-destens fünf Atemzüge lang.

3. Vorwärtsbeuge

Diese Yoga-Übung unterstützt die Durchblutung im

Bauchraum und regt im gleichen Zuge die Verdauung an. Aus der vorangegangenen Übung kommen Sie zudem hervorragend in die Vorwärtsbeuge, wobei es ebenso möglich ist, diese aus dem Stand heraus zu erreichen, indem Sie sich einfach mit geradem Rücken nach vorne beugen. Atmen Sie also aus und treten Sie dann erst mit dem einen Fuß und dann mit dem anderen zwischen Ihre Hände.

Während Sie ausatmen, beugen Sie sich tief nach unten. Gern können Sie jetzt auch Ihre Ellenbogen greifen und ein bisschen hin und her schaukeln. Bleiben Sie ein wenig in dieser Position. Wichtig ist hier, dass Sie beim wieder hochkommen einatmen und das Wirbel für Wirbel mit geradem Rücken. Ihr Kopf hingegen sollte sich als Letztes heben.

4. Nach oben schauender Hund

Haben Sie Ihren Rücken zuvor in eine Vorwärtsbeuge gebracht, gilt es, diesen auch anschließend nach hinten zu beugen, um Ihre Bewegung im Gleichgewicht zu halten. Der nach oben schauende Hund ist dafür die perfekte Übung. Hier wird Ihr Rücken dann sanft in eine Rückbeuge gebracht, sodass diese Bewegung ebenfalls Ihre Verdauung fördert.

Legen Sie sich für diese Übung mit dem Bauch auf den Boden, während Sie Ihre Hände unter Ihren Schultern positionieren. Ihr Fuß-Spann hingegen liegt nun auf dem Boden auf, während Ihre Zehen gestreckt sind. Mit dem Einatmen heben Sie sich jetzt nach oben. Während Ihr Fuß-Spann sich in den Boden drückt, sind Ihre Arme und Beine gestreckt. Ihre Ellenbogen hingegen sollten jetzt aber nicht überstreckt werden.

Ihr Blick dagegen sollte nicht zur Decke gehen, sondern nach vorne, denn ansonsten belasten Sie Ihren Nacken zu stark. In dieser Position gilt es, sich dann ein paar Atemzüge lang zu halten. Mit der Ausatmung senken Sie Ihren Körper dann wieder ab und legen Sie sich auf den Bauch, um ein wenig zu entspannen.

5. Kniepresse

Die Kniepresse ist die beste Übung gegen einen Blähbauch. Dafür müssen Sie sich nur auf den Rücken legen. Anschließend dürfen Sie sich noch einmal ausgiebig strecken, um dann Ihre Knie an die Brust zu ziehen. Sollten Sie es schaffen, können Sie sich auch noch ein wenig kleiner machen und Ihre Arme um die Knie schlingen. Dies verstärkt den sanften Druck. Wobei Ihr Kopf aber jederzeit den Boden berühren sollte. Zudem dürfen Sie zu keinem Zeitpunkt das Atmen vergessen. Das heißt, mindestens zehn Züge lang tief ein- und auszuatmen.

6. Drehsitz

Wie einen nassen Schwamm drehen Sie bei dieser Yoga-Übung Ihren Körper ein. Sobald Sie aus der Drehung kommen und den Druck dann lösen, fließt frischer Lebenssaft mit Druck in jedes Ihrer Organe.

Für den Drehsitz müssen Sie sich auf den Boden setzen. Während Ihr rechtes Bein ausgestreckt ist, ist Ihr linkes Bein angewinkelt. Ihr linker Fuß hingegen liegt an der Außenkante Ihres rechten Knies direkt auf dem Boden auf. Nehmen Sie jetzt Ihren rechten Arm an die Außenseite Ihres linken Knies. Atmen Sie nun ein und bringen Sie Ihren linken Arm hinter Ihren Rücken. Mit dem nächsten Einatmen strecken Sie sich jetzt einmal aus dem unteren Rücken lang und mit dem Ausatmen drehen Sie sich dann noch einmal ein wenig mehr auf. Nach fünf Atemzügen können Sie diese spezielle Yoga-Übung dann beenden, indem Sie sich kurz zur Gegenseite drehen und sich dann für den Drehsitz nach rechts aufdrehen.

7. Kindstellung

Die Stellung des Kindes empfinden viele Yoga-Liebhaber zum Ende hin als sehr entspannend. Durchaus können Sie diese Übung aber auch immer wieder zwischen den anderen einbauen, wenn Sie möchten, denn diese erdet und bringt Ihren Körper zur Ruhe, sodass Sie entspannen können. So wirkt diese Übung wohltuend auf den unteren Bauchbereich.

Für diese Yoga-Übung setzen Sie sich in den knienden Sitz und beugen sich anschließend vorn über bis Sie den Boden berühren. Entweder können Sie jetzt Ihre Hände weit nach vorne ausstrecken, um Ihren Rücken zu dehnen, oder aber Sie legen diese einfach neben Ihren Körper nach hinten. Auch bei dieser Übung gilt es, zu keinem Zeitpunkt das Atmen zu vergessen.

Wenn sich Ihr Blähbauch endlich verabschiedet hat

Ich hoffe, dass Ihnen dieser Ratgeber hilfreiche Tipps übermittelt hat, damit auch Sie in Zukunft ohne lästigen Blähbauch auskommen können. Ganz frei von Blähungen werden auch Sie nicht sein, denn es ist schließlich völlig normal, dass uns Menschen ab und an mal ein kleiner oder großer Pups entweicht. Die Luft muss ab und zu mal raus und niemand muss sich dafür schämen, denn es gehört zur Natur von Mensch und Tier. Somit ist Scham hier völlig fehl am Platze. Gerade, wenn Blähungen sowie ein schmerzhafter Blähbauch aber anfangen, die Lebensqualität zu beeinträchtigen, sollten auch Sie sich nicht für Ihr Problem schämen. Schließlich können hinter Symptomen wie Blähungen, Bauchschmerzen und Blähbauch ebenso ernst zu nehmende Erkrankungen stecken. In der Regel ist dem aber, Gott sei Dank, meist nicht so, sodass Bewegung, richtige Ernährung sowie ein paar Hausmittel oftmals schon für eine spürbare Besserung sorgen.

Ich hoffe, dass dieser Ratgeber Ihnen geholfen hat, Ihren Blähbauch loszuwerden, denn ohne einen solchen lebt es sich ja nun einmal um einiges leichter. Zumal die Lieblingsjeans doch weitaus angenehmer zu tragen ist, wenn es nicht zum Abend hin überall zwickt und zwackt, weil diese jetzt anscheinend plötzlich zwei Nummern zu klein geraten ist.

Herstellung und Verlag:

BoD – Books on Demand, Norderstedt

ISBN: 9783752688405

© Maria Lauterbach 2021

1. Auflage

Kontakt: Psiana eCom UG/ Berumer Str. 44/ 26844 Jemgum

Covergestaltung: Fenna Larsson

Coverfoto: depositphotos.com